DIESES SCHMERZTAGEBUCH GEHÖRT:

TELEFON:
E-MAIL:
FAX:
STRASSE:
PLZ, ORT:

MEIN HAUSARZT

NAME:
TELEFON:
E-MAIL:
FAX:
STRASSE:
PLZ, ORT:
ÖFFNUNGSZEITEN: MO   DI   MI   DO   FR   SA   SO

FACHARZT

FACHARZT

NAME:

TELEFON:

E-MAIL:

FAX:

STRASSE:

PLZ, ORT:

ÖFFNUNGSZEITEN: MO DI MI DO FR SA SO

FACHARZT

NAME:

TELEFON:

E-MAIL:

FAX:

STRASSE:

PLZ, ORT:

ÖFFNUNGSZEITEN: MO DI MI DO FR SA SO

FACHARZT

NAME:

TELEFON:

E-MAIL:

FAX:

STRASSE:

PLZ, ORT:

ÖFFNUNGSZEITEN: MO DI MI DO FR SA SO

FACHARZT

FACHARZT

NAME:

TELEFON:

E-MAIL:

FAX:

STRASSE:

PLZ, ORT:

ÖFFNUNGSZEITEN: MO   DI   MI   DO   FR   SA   SO

FACHARZT

NAME:

TELEFON:

E-MAIL:

FAX:

STRASSE:

PLZ, ORT:

ÖFFNUNGSZEITEN: MO   DI   MI   DO   FR   SA   SO

FACHARZT

NAME:

TELEFON:

E-MAIL:

FAX:

STRASSE:

PLZ, ORT:

ÖFFNUNGSZEITEN: MO   DI   MI   DO   FR   SA   SO

MEDIKAMENTE

MEDIKAMENT: _____

DOSIERUNG	MORGENS	MITTAGS	ABENDS	NACHTS

MEDIKAMENT: _____

DOSIERUNG	MORGENS	MITTAGS	ABENDS	NACHTS

MEDIKAMENT: _____

DOSIERUNG	MORGENS	MITTAGS	ABENDS	NACHTS

MEDIKAMENT: _____

DOSIERUNG	MORGENS	MITTAGS	ABENDS	NACHTS

MEDIKAMENT: _____

DOSIERUNG	MORGENS	MITTAGS	ABENDS	NACHTS

MEDIKAMENTE

MEDIKAMENT: _____

DOSIERUNG	MORGENS	MITTAGS	ABENDS	NACHTS

MEDIKAMENT: _____

DOSIERUNG	MORGENS	MITTAGS	ABENDS	NACHTS

MEDIKAMENT: _____

DOSIERUNG	MORGENS	MITTAGS	ABENDS	NACHTS

MEDIKAMENT: _____

DOSIERUNG	MORGENS	MITTAGS	ABENDS	NACHTS

MEDIKAMENT: _____

DOSIERUNG	MORGENS	MITTAGS	ABENDS	NACHTS

BEHANDLUNGEN / TERMINE

Arzt / Behandlung	Datum	Uhrzeit

BEHANDLUNGEN / TERMINE

Arzt / Behandlung	Datum	Uhrzeit

BEHANDLUNGEN / TERMINE

Arzt / Behandlung	Datum	Uhrzeit

BEHANDLUNGEN / TERMINE

Arzt / Behandlung	Datum	Uhrzeit

NOTIZEN

JAHRESÜBERICHT

	JAN	FEB	MÄR	APR	MAI	JUN	JUL	AUG	SEP	OKT	SEP	DEZ
1												
2												
3												
4												
5												
6												
7												
8												
9												
10												
11												
12												
13												
14												
15												
16												
17												
18												
19												
20												
21												
22												
23												
24												
25												
26												
27												
28												
29												
30												
31												
$\Sigma =$												

Kreuze die Tage an, an denen Du Schmerzen hast, und zähle diese in der letzten Zeile ($\Sigma =$) zusammen.

Woche vom   bis

DATUM								
			MO	DI	MI	DO	FR	SA	SO

SCHMERZINTENSITÄT
1 - WENIG
10 - SEHR STARK
VERBINDE DIE PUNKTE ZU EINEM GRAPHEN

	10							
	9							
	8							
	7							
	6							
	5							
	4							
	3							
	2							
	1							

		MO	DI	MI	DO	FR	SA	SO
Einsatz des Schmerzes	Nachts							
	Morgens							
	Vormittags							
	Mittags							
	Nachmittags							
	Abends							
Ort des Schmerzes	1							
	2							
	3							
	4							
Art des Schmerzes	pulsierend							
	pochend							
	ziehend							
	brennend							
	drückend							
Begleitsymptome	Schwitzen							
	Übelkeit							
	Steifheit							
	Erkältungssymptome							
	Konzentrationsstörung							
	Ruhelosigkeit							

Woche vom   bis

DATUM		MO	DI	MI	DO	FR	SA	SO
WETTER	Temperatur							
	trocken (T) - feucht (F) - regnerisch (R)							
	sonnig (S) - bewölkt (B)							
Medikamente								
		Dosis						
	Besserung 1 (keine) - 10 (sehr viel)							
Sonstige Hilfsmittel								
	Besserung 1 (keine) - 10 (sehr viel)							
Vorzeichen	Müdigkeit							
	Stimmungsschwankung							
	Heißhunger							
	Reizbarkeit							
	Gleichgültigkeit							

Aktivitätslevel 1 (wenig) - 10 (sehr viel)							
Flüssigkeitsaufnahme in Liter							
Schlafen in Stunden							
Anzahl Mahlzeiten							

Notizen

_____

_____

_____

_____

_____

_____

Woche vom _____ bis _____

DATUM			MO	DI	MI	DO	FR	SA	SO
SCHMERZINTENSITÄT 1 - WENIG 10 - SEHR STARK VERBINDE DIE PUNKTE ZU EINEM GRAPHEN		10							
		9							
		8							
		7							
		6							
		5							
		4							
		3							
		2							
		1							
Einsatz des Schmerzes	Nachts								
	Morgens								
	Vormittags								
	Mittags								
	Nachmittags								
	Abends								
Ort des Schmerzes	1								
	2								
	3								
	4								
Art des Schmerzes	pulsierend								
	pochend								
	ziehend								
	brennend								
	drückend								
Begleitsymptome	Schwitzen								
	Übelkeit								
	Steifheit								
	Erkältungssymptome								
	Konzentrationsstörung								
	Ruhelosigkeit								

Woche vom _____ bis _____

DATUM		MO	DI	MI	DO	FR	SA	SO
WETTER	Temperatur							
	trocken (T) - feucht (F) - regnerisch (R)							
	sonnig (S) - bewölkt (B)							
Medikamente	(Dosis)							
	Besserung 1 (keine) - 10 (sehr viel)							
Sonstige Hilfsmittel								
	Besserung 1 (keine) - 10 (sehr viel)							
Vorzeichen	Müdigkeit							
	Stimmungsschwankung							
	Heißhunger							
	Reizbarkeit							
	Gleichgültigkeit							

	MO	DI	MI	DO	FR	SA	SO
Aktivitätslevel 1 (wenig) - 10 (sehr viel)							
Flüssigkeitsaufnahme in Liter							
Schlafen in Stunden							
Anzahl Mahlzeiten							

Notizen

Woche vom _____ bis _____

DATUM									
			MO	DI	MI	DO	FR	SA	SO
SCHMERZINTENSITÄT 1 - WENIG 10 - SEHR STARK VERBINDE DIE PUNKTE ZU EINEM GRAPHEN		10							
		9							
		8							
		7							
		6							
		5							
		4							
		3							
		2							
		1							
Einsatz des Schmerzes	Nachts								
	Morgens								
	Vormittags								
	Mittags								
	Nachmittags								
	Abends								
Ort des Schmerzes	1								
	2								
	3								
	4								
Art des Schmerzes	pulsierend								
	pochend								
	ziehend								
	brennend								
	drückend								
Begleitsymptome	Schwitzen								
	Übelkeit								
	Steifheit								
	Erkältungssymptome								
	Konzentrationsstörung								
	Ruhelosigkeit								

Woche vom   bis

DATUM									
			MO	DI	MI	DO	FR	SA	SO
WETTER	Temperatur								
	trocken (T) - feucht (F) - regnerisch (R)								
	sonnig (S) - bewölkt (B)								
Medikamente		Dosis							
	Besserung 1 (keine) - 10 (sehr viel)								
Sonstige Hilfsmittel									
	Besserung 1 (keine) - 10 (sehr viel)								
Vorzeichen	Müdigkeit								
	Stimmungsschwankung								
	Heißhunger								
	Reizbarkeit								
	Gleichgültigkeit								

	MO	DI	MI	DO	FR	SA	SO
Aktivitätslevel 1 (wenig) - 10 (sehr viel)							
Flüssigkeitsaufnahme in Liter							
Schlafen in Stunden							
Anzahl Mahlzeiten							

Notizen

Woche vom ____ bis ____

DATUM									
			MO	DI	MI	DO	FR	SA	SO
SCHMERZINTENSITÄT 1 - WENIG 10 - SEHR STARK VERBINDE DIE PUNKTE ZU EINEM GRAPHEN		10							
		9							
		8							
		7							
		6							
		5							
		4							
		3							
		2							
		1							
Einsatz des Schmerzes	Nachts								
	Morgens								
	Vormittags								
	Mittags								
	Nachmittags								
	Abends								
Ort des Schmerzes	1								
	2								
	3								
	4								
Art des Schmerzes	pulsierend								
	pochend								
	ziehend								
	brennend								
	drückend								
Begleitsymptome	Schwitzen								
	Übelkeit								
	Steifheit								
	Erkältungssymptome								
	Konzentrationsstörung								
	Ruhelosigkeit								

Woche vom   bis

DATUM									
			MO	DI	MI	DO	FR	SA	SO
WETTER	Temperatur								
	trocken (T) - feucht (F) - regnerisch (R)								
	sonnig (S) - bewölkt (B)								
Medikamente		Dosis							
	Besserung 1 (keine) - 10 (sehr viel)								
Sonstige Hilfsmittel									
	Besserung 1 (keine) - 10 (sehr viel)								
Vorzeichen	Müdigkeit								
	Stimmungsschwankung								
	Heißhunger								
	Reizbarkeit								
	Gleichgültigkeit								

Aktivitätslevel 1 (wenig) - 10 (sehr viel)							
Flüssigkeitsaufnahme in Liter							
Schlafen in Stunden							
Anzahl Mahlzeiten							

Notizen

_____

_____

_____

_____

_____

_____

Woche vom _____ bis _____

DATUM									
			MO	DI	MI	DO	FR	SA	SO
SCHMERZINTENSITÄT 1 - WENIG 10 - SEHR STARK VERBINDE DIE PUNKTE ZU EINEM GRAPHEN		10							
		9							
		8							
		7							
		6							
		5							
		4							
		3							
		2							
		1							
Einsatz des Schmerzes	Nachts								
	Morgens								
	Vormittags								
	Mittags								
	Nachmittags								
	Abends								
Ort des Schmerzes	1								
	2								
	3								
	4								
Art des Schmerzes	pulsierend								
	pochend								
	ziehend								
	brennend								
	drückend								
Begleitsymptome	Schwitzen								
	Übelkeit								
	Steifheit								
	Erkältungssymptome								
	Konzentrationsstörung								
	Ruhelosigkeit								

Woche vom _____ bis _____

DATUM			MO	DI	MI	DO	FR	SA	SO
WETTER	Temperatur								
	trocken (T) - feucht (F) - regnerisch (R)								
	sonnig (S) - bewölkt (B)								
Medikamente		Dosis							
	Besserung 1 (keine) - 10 (sehr viel)								
Sonstige Hilfsmittel									
	Besserung 1 (keine) - 10 (sehr viel)								
Vorzeichen	Müdigkeit								
	Stimmungsschwankung								
	Heißhunger								
	Reizbarkeit								
	Gleichgültigkeit								

	MO	DI	MI	DO	FR	SA	SO
Aktivitätslevel 1 (wenig) - 10 (sehr viel)							
Flüssigkeitsaufnahme in Liter							
Schlafen in Stunden							
Anzahl Mahlzeiten							

Notizen

Woche vom _____ bis _____

DATUM									
			MO	DI	MI	DO	FR	SA	SO
SCHMERZINTENSITÄT 1 - WENIG 10 - SEHR STARK VERBINDE DIE PUNKTE ZU EINEM GRAPHEN		10							
		9							
		8							
		7							
		6							
		5							
		4							
		3							
		2							
		1							
Einsatz des Schmerzes	Nachts								
	Morgens								
	Vormittags								
	Mittags								
	Nachmittags								
	Abends								
Ort des Schmerzes	1								
	2								
	3								
	4								
Art des Schmerzes	pulsierend								
	pochend								
	ziehend								
	brennend								
	drückend								
Begleitsymptome	Schwitzen								
	Übelkeit								
	Steifheit								
	Erkältungssymptome								
	Konzentrationsstörung								
	Ruhelosigkeit								

Woche vom _____ bis _____

DATUM			MO	DI	MI	DO	FR	SA	SO
WETTER	Temperatur								
	trocken (T) - feucht (F) - regnerisch (R)								
	sonnig (S) - bewölkt (B)								
Medikamente		Dosis							
	Besserung 1 (keine) - 10 (sehr viel)								
Sonstige Hilfsmittel									
	Besserung 1 (keine) - 10 (sehr viel)								
Vorzeichen	Müdigkeit								
	Stimmungsschwankung								
	Heißhunger								
	Reizbarkeit								
	Gleichgültigkeit								

	MO	DI	MI	DO	FR	SA	SO
Aktivitätslevel 1 (wenig) - 10 (sehr viel)							
Flüssigkeitsaufnahme in Liter							
Schlafen in Stunden							
Anzahl Mahlzeiten							

Notizen

Woche vom _____ bis _____

DATUM								
		MO	DI	MI	DO	FR	SA	SO
SCHMERZINTENSITÄT 1 - WENIG 10 - SEHR STARK VERBINDE DIE PUNKTE ZU EINEM GRAPHEN	10							
	9							
	8							
	7							
	6							
	5							
	4							
	3							
	2							
	1							
Einsatz des Schmerzes	Nachts							
	Morgens							
	Vormittags							
	Mittags							
	Nachmittags							
	Abends							
Ort des Schmerzes	1							
	2							
	3							
	4							
Art des Schmerzes	pulsierend							
	pochend							
	ziehend							
	brennend							
	drückend							
Begleitsymptome	Schwitzen							
	Übelkeit							
	Steifheit							
	Erkältungssymptome							
	Konzentrationsstörung							
	Ruhelosigkeit							

Woche vom   bis

DATUM			MO	DI	MI	DO	FR	SA	SO
WETTER	Temperatur								
	trocken (T) - feucht (F) - regnerisch (R)								
	sonnig (S) - bewölkt (B)								
Medikamente		Dosis							
	Besserung 1 (keine) - 10 (sehr viel)								
Sonstige Hilfsmittel									
	Besserung 1 (keine) - 10 (sehr viel)								
Vorzeichen	Müdigkeit								
	Stimmungsschwankung								
	Heißhunger								
	Reizbarkeit								
	Gleichgültigkeit								

	MO	DI	MI	DO	FR	SA	SO
Aktivitätslevel 1 (wenig) - 10 (sehr viel)							
Flüssigkeitsaufnahme in Liter							
Schlafen in Stunden							
Anzahl Mahlzeiten							

Notizen

Woche vom   *bis*

DATUM							
		MO	DI	MI	DO	FR	SA	SO

		MO	DI	MI	DO	FR	SA	SO
SCHMERZINTENSITÄT 1 - WENIG 10 - SEHR STARK VERBINDE DIE PUNKTE ZU EINEM GRAPHEN	10	·	·	·	·	·	·	·
	9	·	·	·	·	·	·	·
	8	·	·	·	·	·	·	·
	7	·	·	·	·	·	·	·
	6	·	·	·	·	·	·	·
	5	·	·	·	·	·	·	·
	4	·	·	·	·	·	·	·
	3	·	·	·	·	·	·	·
	2	·	·	·	·	·	·	·
	1	·	·	·	·	·	·	·
Einsatz des Schmerzes	Nachts							
	Morgens							
	Vormittags							
	Mittags							
	Nachmittags							
	Abends							
Ort des Schmerzes	1							
	2							
	3							
	4							
Art des Schmerzes	pulsierend							
	pochend							
	ziehend							
	brennend							
	drückend							
Begleitsymptome	Schwitzen							
	Übelkeit							
	Steifheit							
	Erkältungssymptome							
	Konzentrationsstörung							
	Ruhelosigkeit							

Woche vom _____ bis _____

DATUM			MO	DI	MI	DO	FR	SA	SO
WETTER	Temperatur								
	trocken (T) - feucht (F) - regnerisch (R)								
	sonnig (S) - bewölkt (B)								
Medikamente		Dosis							
	Besserung 1 (keine) - 10 (sehr viel)								
Sonstige Hilfsmittel									
	Besserung 1 (keine) - 10 (sehr viel)								
Vorzeichen	Müdigkeit								
	Stimmungsschwankung								
	Heißhunger								
	Reizbarkeit								
	Gleichgültigkeit								

	MO	DI	MI	DO	FR	SA	SO
Aktivitätslevel 1 (wenig) - 10 (sehr viel)							
Flüssigkeitsaufnahme in Liter							
Schlafen in Stunden							
Anzahl Mahlzeiten							

Notizen

___
___
___
___
___
___

Woche vom _____ **bis** _____

DATUM			MO	DI	MI	DO	FR	SA	SO
SCHMERZINTENSITÄT 1 - WENIG 10 - SEHR STARK VERBINDE DIE PUNKTE ZU EINEM GRAPHEN		10							
		9							
		8							
		7							
		6							
		5							
		4							
		3							
		2							
		1							
Einsatz des Schmerzes	Nachts								
	Morgens								
	Vormittags								
	Mittags								
	Nachmittags								
	Abends								
Ort des Schmerzes	1								
	2								
	3								
	4								
Art des Schmerzes	pulsierend								
	pochend								
	ziehend								
	brennend								
	drückend								
Begleitsymptome	Schwitzen								
	Übelkeit								
	Steifheit								
	Erkältungssymptome								
	Konzentrationsstörung								
	Ruhelosigkeit								

Woche vom   bis

DATUM			MO	DI	MI	DO	FR	SA	SO
WETTER	Temperatur								
	trocken (T) - feucht (F) - regnerisch (R)								
	sonnig (S) - bewölkt (B)								
Medikamente		Dosis							
	Besserung 1 (keine) - 10 (sehr viel)								
Sonstige Hilfsmittel									
	Besserung 1 (keine) - 10 (sehr viel)								
Vorzeichen	Müdigkeit								
	Stimmungsschwankung								
	Heißhunger								
	Reizbarkeit								
	Gleichgültigkeit								

	MO	DI	MI	DO	FR	SA	SO
Aktivitätslevel 1 (wenig) - 10 (sehr viel)							
Flüssigkeitsaufnahme in Liter							
Schlafen in Stunden							
Anzahl Mahlzeiten							

Notizen

Woche vom ___ bis ___

DATUM								
		MO	DI	MI	DO	FR	SA	SO
SCHMERZINTENSITÄT 1 - WENIG 10 - SEHR STARK VERBINDE DIE PUNKTE ZU EINEM GRAPHEN	10	·	·	·	·	·	·	·
	9	·	·	·	·	·	·	·
	8	·	·	·	·	·	·	·
	7	·	·	·	·	·	·	·
	6	·	·	·	·	·	·	·
	5	·	·	·	·	·	·	·
	4	·	·	·	·	·	·	·
	3	·	·	·	·	·	·	·
	2	·	·	·	·	·	·	·
	1	·	·	·	·	·	·	·
Einsatz des Schmerzes	Nachts							
	Morgens							
	Vormittags							
	Mittags							
	Nachmittags							
	Abends							
Ort des Schmerzes	1							
	2							
	3							
	4							
Art des Schmerzes	pulsierend							
	pochend							
	ziehend							
	brennend							
	drückend							
Begleitsymptome	Schwitzen							
	Übelkeit							
	Steifheit							
	Erkältungssymptome							
	Konzentrationsstörung							
	Ruhelosigkeit							

Woche vom ___ bis ___

DATUM			MO	DI	MI	DO	FR	SA	SO
WETTER	Temperatur								
	trocken (T) - feucht (F) - regnerisch (R)								
	sonnig (S) - bewölkt (B)								
Medikamente		Dosis							
	Besserung 1 (keine) - 10 (sehr viel)								
Sonstige Hilfsmittel									
	Besserung 1 (keine) - 10 (sehr viel)								
Vorzeichen	Müdigkeit								
	Stimmungsschwankung								
	Heißhunger								
	Reizbarkeit								
	Gleichgültigkeit								

	MO	DI	MI	DO	FR	SA	SO
Aktivitätslevel 1 (wenig) - 10 (sehr viel)							
Flüssigkeitsaufnahme in Liter							
Schlafen in Stunden							
Anzahl Mahlzeiten							

Notizen

Woche vom _____ bis _____

DATUM								
		MO	DI	MI	DO	FR	SA	SO
SCHMERZINTENSITÄT 1 - WENIG 10 - SEHR STARK VERBINDE DIE PUNKTE ZU EINEM GRAPHEN	10	·	·	·	·	·	·	·
	9	·	·	·	·	·	·	·
	8	·	·	·	·	·	·	·
	7	·	·	·	·	·	·	·
	6	·	·	·	·	·	·	·
	5	·	·	·	·	·	·	·
	4	·	·	·	·	·	·	·
	3	·	·	·	·	·	·	·
	2	·	·	·	·	·	·	·
	1	·	·	·	·	·	·	·
Einsatz des Schmerzes	Nachts							
	Morgens							
	Vormittags							
	Mittags							
	Nachmittags							
	Abends							
Ort des Schmerzes	1							
	2							
	3							
	4							
Art des Schmerzes	pulsierend							
	pochend							
	ziehend							
	brennend							
	drückend							
Begleitsymptome	Schwitzen							
	Übelkeit							
	Steifheit							
	Erkältungssymptome							
	Konzentrationsstörung							
	Ruhelosigkeit							

Woche vom _____ **bis** _____

DATUM			MO	DI	MI	DO	FR	SA	SO
WETTER	Temperatur								
	trocken (T) - feucht (F) - regnerisch (R)								
	sonnig (S) - bewölkt (B)								
Medikamente		Dosis							
	Besserung 1 (keine) - 10 (sehr viel)								
Sonstige Hilfsmittel									
	Besserung 1 (keine) - 10 (sehr viel)								
Vorzeichen	Müdigkeit								
	Stimmungsschwankung								
	Heißhunger								
	Reizbarkeit								
	Gleichgültigkeit								

	MO	DI	MI	DO	FR	SA	SO
Aktivitätslevel 1 (wenig) - 10 (sehr viel)							
Flüssigkeitsaufnahme in Liter							
Schlafen in Stunden							
Anzahl Mahlzeiten							

Notizen

_____
_____
_____
_____
_____
_____
_____

Woche vom _____ **bis** _____

DATUM									
			MO	DI	MI	DO	FR	SA	SO
SCHMERZINTENSITÄT 1 - WENIG 10 - SEHR STARK VERBINDE DIE PUNKTE ZU EINEM GRAPHEN		10							
		9							
		8							
		7							
		6							
		5							
		4							
		3							
		2							
		1							
Einsatz des Schmerzes	Nachts								
	Morgens								
	Vormittags								
	Mittags								
	Nachmittags								
	Abends								
Ort des Schmerzes	1								
	2								
	3								
	4								
Art des Schmerzes	pulsierend								
	pochend								
	ziehend								
	brennend								
	drückend								
Begleitsymptome	Schwitzen								
	Übelkeit								
	Steifheit								
	Erkältungssymptome								
	Konzentrationsstörung								
	Ruhelosigkeit								

Woche vom ___ bis ___

DATUM			MO	DI	MI	DO	FR	SA	SO
WETTER	Temperatur								
	trocken (T) - feucht (F) - regnerisch (R)								
	sonnig (S) - bewölkt (B)								
Medikamente		Dosis							
	Besserung 1 (keine) - 10 (sehr viel)								
Sonstige Hilfsmittel									
	Besserung 1 (keine) - 10 (sehr viel)								
Vorzeichen	Müdigkeit								
	Stimmungsschwankung								
	Heißhunger								
	Reizbarkeit								
	Gleichgültigkeit								

	MO	DI	MI	DO	FR	SA	SO
Aktivitätslevel 1 (wenig) - 10 (sehr viel)							
Flüssigkeitsaufnahme in Liter							
Schlafen in Stunden							
Anzahl Mahlzeiten							

Notizen

Woche vom _____ bis _____

DATUM			MO	DI	MI	DO	FR	SA	SO
SCHMERZINTENSITÄT 1 - WENIG 10 - SEHR STARK VERBINDE DIE PUNKTE ZU EINEM GRAPHEN		10							
		9							
		8							
		7							
		6							
		5							
		4							
		3							
		2							
		1							
Einsatz des Schmerzes	Nachts								
	Morgens								
	Vormittags								
	Mittags								
	Nachmittags								
	Abends								
Ort des Schmerzes	1								
	2								
	3								
	4								
Art des Schmerzes	pulsierend								
	pochend								
	ziehend								
	brennend								
	drückend								
Begleitsymptome	Schwitzen								
	Übelkeit								
	Steifheit								
	Erkältungssymptome								
	Konzentrationsstörung								
	Ruhelosigkeit								

Woche vom   bis

DATUM			MO	DI	MI	DO	FR	SA	SO
WETTER	Temperatur								
	trocken (T) - feucht (F) - regnerisch (R)								
	sonnig (S) - bewölkt (B)								
Medikamente		Dosis							
	Besserung 1 (keine) - 10 (sehr viel)								
Sonstige Hilfsmittel									
	Besserung 1 (keine) - 10 (sehr viel)								
Vorzeichen	Müdigkeit								
	Stimmungsschwankung								
	Heißhunger								
	Reizbarkeit								
	Gleichgültigkeit								

	MO	DI	MI	DO	FR	SA	SO
Aktivitätslevel 1 (wenig) - 10 (sehr viel)							
Flüssigkeitsaufnahme in Liter							
Schlafen in Stunden							
Anzahl Mahlzeiten							

Notizen

Woche vom _____ bis _____

DATUM								
		MO	DI	MI	DO	FR	SA	SO
SCHMERZINTENSITÄT 1 - WENIG 10 - SEHR STARK VERBINDE DIE PUNKTE ZU EINEM GRAPHEN	10							
	9							
	8							
	7							
	6							
	5							
	4							
	3							
	2							
	1							
Einsatz des Schmerzes	Nachts							
	Morgens							
	Vormittags							
	Mittags							
	Nachmittags							
	Abends							
Ort des Schmerzes	1							
	2							
	3							
	4							
Art des Schmerzes	pulsierend							
	pochend							
	ziehend							
	brennend							
	drückend							
Begleitsymptome	Schwitzen							
	Übelkeit							
	Steifheit							
	Erkältungssymptome							
	Konzentrationsstörung							
	Ruhelosigkeit							

Woche vom _____ bis _____

DATUM			MO	DI	MI	DO	FR	SA	SO
WETTER	Temperatur								
	trocken (T) - feucht (F) - regnerisch (R)								
	sonnig (S) - bewölkt (B)								
Medikamente		Dosis							
	Besserung 1 (keine) - 10 (sehr viel)								
Sonstige Hilfsmittel									
	Besserung 1 (keine) - 10 (sehr viel)								
Vorzeichen	Müdigkeit								
	Stimmungsschwankung								
	Heißhunger								
	Reizbarkeit								
	Gleichgültigkeit								

	MO	DI	MI	DO	FR	SA	SO
Aktivitätslevel 1 (wenig) - 10 (sehr viel)							
Flüssigkeitsaufnahme in Liter							
Schlafen in Stunden							
Anzahl Mahlzeiten							

Notizen

Woche vom _____ bis _____

DATUM								
		MO	DI	MI	DO	FR	SA	SO
SCHMERZINTENSITÄT 1 - WENIG 10 - SEHR STARK VERBINDE DIE PUNKTE ZU EINEM GRAPHEN	10							
	9							
	8							
	7							
	6							
	5							
	4							
	3							
	2							
	1							
Einsatz des Schmerzes	Nachts							
	Morgens							
	Vormittags							
	Mittags							
	Nachmittags							
	Abends							
Ort des Schmerzes	1							
	2							
	3							
	4							
Art des Schmerzes	pulsierend							
	pochend							
	ziehend							
	brennend							
	drückend							
Begleitsymptome	Schwitzen							
	Übelkeit							
	Steifheit							
	Erkältungssymptome							
	Konzentrationsstörung							
	Ruhelosigkeit							

Woche vom   bis

DATUM		MO	DI	MI	DO	FR	SA	SO
WETTER	Temperatur							
	trocken (T) - feucht (F) - regnerisch (R)							
	sonnig (S) - bewölkt (B)							
Medikamente	Dosis							
	Besserung 1 (keine) - 10 (sehr viel)							
Sonstige Hilfsmittel								
	Besserung 1 (keine) - 10 (sehr viel)							
Vorzeichen	Müdigkeit							
	Stimmungsschwankung							
	Heißhunger							
	Reizbarkeit							
	Gleichgültigkeit							

	MO	DI	MI	DO	FR	SA	SO
Aktivitätslevel 1 (wenig) - 10 (sehr viel)							
Flüssigkeitsaufnahme in Liter							
Schlafen in Stunden							
Anzahl Mahlzeiten							

Notizen

Woche vom _____ bis _____

DATUM		MO	DI	MI	DO	FR	SA	SO
SCHMERZINTENSITÄT 1 - WENIG 10 - SEHR STARK VERBINDE DIE PUNKTE ZU EINEM GRAPHEN	10	·	·	·	·	·	·	·
	9	·	·	·	·	·	·	·
	8	·	·	·	·	·	·	·
	7	·	·	·	·	·	·	·
	6	·	·	·	·	·	·	·
	5	·	·	·	·	·	·	·
	4	·	·	·	·	·	·	·
	3	·	·	·	·	·	·	·
	2	·	·	·	·	·	·	·
	1	·	·	·	·	·	·	·
Einsatz des Schmerzes	Nachts							
	Morgens							
	Vormittags							
	Mittags							
	Nachmittags							
	Abends							
Ort des Schmerzes	1							
	2							
	3							
	4							
Art des Schmerzes	pulsierend							
	pochend							
	ziehend	·						
	brennend							
	drückend							
Begleitsymptome	Schwitzen							
	Übelkeit							
	Steifheit							
	Erkältungssymptome							
	Konzentrationsstörung							
	Ruhelosigkeit							

Woche vom   bis

DATUM			MO	DI	MI	DO	FR	SA	SO
WETTER	Temperatur								
	trocken (T) - feucht (F) - regnerisch (R)								
	sonnig (S) - bewölkt (B)								
Medikamente		Dosis							
	Besserung 1 (keine) - 10 (sehr viel)								
Sonstige Hilfsmittel									
	Besserung 1 (keine) - 10 (sehr viel)								
Vorzeichen	Müdigkeit								
	Stimmungsschwankung								
	Heißhunger								
	Reizbarkeit								
	Gleichgültigkeit								

	MO	DI	MI	DO	FR	SA	SO
Aktivitätslevel 1 (wenig) - 10 (sehr viel)							
Flüssigkeitsaufnahme in Liter							
Schlafen in Stunden							
Anzahl Mahlzeiten							

Notizen

Woche vom _____ bis _____

DATUM								
		MO	DI	MI	DO	FR	SA	SO
SCHMERZINTENSITÄT 1 - WENIG 10 - SEHR STARK VERBINDE DIE PUNKTE ZU EINEM GRAPHEN	10	·	·	·	·	·	·	·
	9	·	·	·	·	·	·	·
	8	·	·	·	·	·	·	·
	7	·	·	·	·	·	·	·
	6	·	·	·	·	·	·	·
	5	·	·	·	·	·	·	·
	4	·	·	·	·	·	·	·
	3	·	·	·	·	·	·	·
	2	·	·	·	·	·	·	·
	1	·	·	·	·	·	·	·
Einsatz des Schmerzes	Nachts							
	Morgens							
	Vormittags							
	Mittags							
	Nachmittags							
	Abends							
Ort des Schmerzes	1							
	2							
	3							
	4							
Art des Schmerzes	pulsierend							
	pochend							
	ziehend							
	brennend							
	drückend							
Begleitsymptome	Schwitzen							
	Übelkeit							
	Steifheit							
	Erkältungssymptome							
	Konzentrationsstörung							
	Ruhelosigkeit							

Woche vom   bis

DATUM								
		MO	DI	MI	DO	FR	SA	SO
WETTER	Temperatur							
	trocken (T) - feucht (F) - regnerisch (R)							
	sonnig (S) - bewölkt (B)							
Medikamente		Dosis						
	Besserung 1 (keine) - 10 (sehr viel)							
Sonstige Hilfsmittel								
	Besserung 1 (keine) - 10 (sehr viel)							
Vorzeichen	Müdigkeit							
	Stimmungsschwankung							
	Heißhunger							
	Reizbarkeit							
	Gleichgültigkeit							

	MO	DI	MI	DO	FR	SA	SO
Aktivitätslevel 1 (wenig) - 10 (sehr viel)							
Flüssigkeitsaufnahme in Liter							
Schlafen in Stunden							
Anzahl Mahlzeiten							

Notizen

Woche vom _____ bis _____

DATUM								
		MO	DI	MI	DO	FR	SA	SO

SCHMERZINTENSITÄT
1 - WENIG
10 - SEHR STARK
VERBINDE DIE PUNKTE ZU EINEM GRAPHEN

	MO	DI	MI	DO	FR	SA	SO
10	·	·	·	·	·	·	·
9	·	·	·	·	·	·	·
8	·	·	·	·	·	·	·
7	·	·	·	·	·	·	·
6	·	·	·	·	·	·	·
5	·	·	·	·	·	·	·
4	·	·	·	·	·	·	·
3	·	·	·	·	·	·	·
2	·	·	·	·	·	·	·
1	·	·	·	·	·	·	·

		MO	DI	MI	DO	FR	SA	SO
Einsatz des Schmerzes	Nachts							
	Morgens							
	Vormittags							
	Mittags							
	Nachmittags							
	Abends							
Ort des Schmerzes	1							
	2							
	3							
	4							
Art des Schmerzes	pulsierend							
	pochend							
	ziehend							
	brennend							
	drückend							
Begleitsymptome	Schwitzen							
	Übelkeit							
	Steifheit							
	Erkältungssymptome							
	Konzentrationsstörung							
	Ruhelosigkeit							

Woche vom   bis

DATUM			MO	DI	MI	DO	FR	SA	SO
WETTER	Temperatur								
	trocken (T) - feucht (F) - regnerisch (R)								
	sonnig (S) - bewölkt (B)								
Medikamente		Dosis							
	Besserung 1 (keine) - 10 (sehr viel)								
Sonstige Hilfsmittel									
	Besserung 1 (keine) - 10 (sehr viel)								
Vorzeichen	Müdigkeit								
	Stimmungsschwankung								
	Heißhunger								
	Reizbarkeit								
	Gleichgültigkeit								

	MO	DI	MI	DO	FR	SA	SO
Aktivitätslevel 1 (wenig) - 10 (sehr viel)							
Flüssigkeitsaufnahme in Liter							
Schlafen in Stunden							
Anzahl Mahlzeiten							

Notizen

Woche vom   bis

DATUM								
		MO	DI	MI	DO	FR	SA	SO
SCHMERZINTENSITÄT 1 - WENIG 10 - SEHR STARK VERBINDE DIE PUNKTE ZU EINEM GRAPHEN	10	·	·	·	·	·	·	·
	9	·	·	·	·	·	·	·
	8	·	·	·	·	·	·	·
	7	·	·	·	·	·	·	·
	6	·	·	·	·	·	·	·
	5	·	·	·	·	·	·	·
	4	·	·	·	·	·	·	·
	3	·	·	·	·	·	·	·
	2	·	·	·	·	·	·	·
	1	·	·	·	·	·	·	·
Einsatz des Schmerzes	Nachts							
	Morgens							
	Vormittags							
	Mittags							
	Nachmittags							
	Abends							
Ort des Schmerzes	1							
	2							
	3							
	4							
Art des Schmerzes	pulsierend							
	pochend							
	ziehend							
	brennend							
	drückend							
Begleitsymptome	Schwitzen							
	Übelkeit							
	Steifheit							
	Erkältungssymptome							
	Konzentrationsstörung							
	Ruhelosigkeit							

Woche vom   bis

DATUM			MO	DI	MI	DO	FR	SA	SO
WETTER	Temperatur								
	trocken (T) - feucht (F) - regnerisch (R)								
	sonnig (S) - bewölkt (B)								
Medikamente		Dosis							
	Besserung 1 (keine) - 10 (sehr viel)								
Sonstige Hilfsmittel									
	Besserung 1 (keine) - 10 (sehr viel)								
Vorzeichen	Müdigkeit								
	Stimmungsschwankung								
	Heißhunger								
	Reizbarkeit								
	Gleichgültigkeit								

	MO	DI	MI	DO	FR	SA	SO
Aktivitätslevel 1 (wenig) - 10 (sehr viel)							
Flüssigkeitsaufnahme in Liter							
Schlafen in Stunden							
Anzahl Mahlzeiten							

Notizen

Woche vom _____ bis _____

DATUM								
		MO	DI	MI	DO	FR	SA	SO
SCHMERZINTENSITÄT 1 - WENIG 10 - SEHR STARK VERBINDE DIE PUNKTE ZU EINEM GRAPHEN	10							
	9							
	8							
	7							
	6							
	5							
	4							
	3							
	2							
	1							
Einsatz des Schmerzes	Nachts							
	Morgens							
	Vormittags							
	Mittags							
	Nachmittags							
	Abends							
Ort des Schmerzes	1							
	2							
	3							
	4							
Art des Schmerzes	pulsierend							
	pochend							
	ziehend							
	brennend							
	drückend							
Begleitsymptome	Schwitzen							
	Übelkeit							
	Steifheit							
	Erkältungssymptome							
	Konzentrationsstörung							
	Ruhelosigkeit							

Woche vom ___ bis ___

DATUM									
			MO	DI	MI	DO	FR	SA	SO
WETTER	Temperatur								
	trocken (T) - feucht (F) - regnerisch (R)								
	sonnig (S) - bewölkt (B)								
Medikamente		Dosis							
	Besserung 1 (keine) - 10 (sehr viel)								
Sonstige Hilfsmittel									
	Besserung 1 (keine) - 10 (sehr viel)								
Vorzeichen	Müdigkeit								
	Stimmungsschwankung								
	Heißhunger								
	Reizbarkeit								
	Gleichgültigkeit								

	MO	DI	MI	DO	FR	SA	SO
Aktivitätslevel 1 (wenig) - 10 (sehr viel)							
Flüssigkeitsaufnahme in Liter							
Schlafen in Stunden							
Anzahl Mahlzeiten							

Notizen

_____

_____

_____

_____

_____

Woche vom   bis

DATUM		MO	DI	MI	DO	FR	SA	SO
SCHMERZINTENSITÄT 1 - WENIG 10 - SEHR STARK VERBINDE DIE PUNKTE ZU EINEM GRAPHEN	10							
	9							
	8							
	7							
	6							
	5							
	4							
	3							
	2							
	1							
Einsatz des Schmerzes	Nachts							
	Morgens							
	Vormittags							
	Mittags							
	Nachmittags							
	Abends							
Ort des Schmerzes	1							
	2							
	3							
	4							
Art des Schmerzes	pulsierend							
	pochend							
	ziehend							
	brennend							
	drückend							
Begleitsymptome	Schwitzen							
	Übelkeit							
	Steifheit							
	Erkältungssymptome							
	Konzentrationsstörung							
	Ruhelosigkeit							

Woche vom _____ bis _____

DATUM			MO	DI	MI	DO	FR	SA	SO
WETTER	Temperatur								
	trocken (T) - feucht (F) - regnerisch (R)								
	sonnig (S) - bewölkt (B)								
Medikamente		Dosis							
	Besserung 1 (keine) - 10 (sehr viel)								
Sonstige Hilfsmittel									
	Besserung 1 (keine) - 10 (sehr viel)								
Vorzeichen	Müdigkeit								
	Stimmungsschwankung								
	Heißhunger								
	Reizbarkeit								
	Gleichgültigkeit								

	MO	DI	MI	DO	FR	SA	SO
Aktivitätslevel 1 (wenig) - 10 (sehr viel)							
Flüssigkeitsaufnahme in Liter							
Schlafen in Stunden							
Anzahl Mahlzeiten							

Notizen

Woche vom _____ bis _____

DATUM								
		MO	DI	MI	DO	FR	SA	SO
SCHMERZINTENSITÄT 1 - WENIG 10 - SEHR STARK VERBINDE DIE PUNKTE ZU EINEM GRAPHEN	10	·	·	·	·	·	·	·
	9	·	·	·	·	·	·	·
	8	·	·	·	·	·	·	·
	7	·	·	·	·	·	·	·
	6	·	·	·	·	·	·	·
	5	·	·	·	·	·	·	·
	4	·	·	·	·	·	·	·
	3	·	·	·	·	·	·	·
	2	·	·	·	·	·	·	·
	1	·	·	·	·	·	·	·
Einsatz des Schmerzes	Nachts							
	Morgens							
	Vormittags							
	Mittags							
	Nachmittags							
	Abends							
Ort des Schmerzes	1							
	2							
	3							
	4							
Art des Schmerzes	pulsierend							
	pochend							
	ziehend							
	brennend							
	drückend							
Begleitsymptome	Schwitzen							
	Übelkeit							
	Steifheit							
	Erkältungssymptome							
	Konzentrationsstörung							
	Ruhelosigkeit							

Woche vom   bis

DATUM			MO	DI	MI	DO	FR	SA	SO
WETTER	Temperatur								
	trocken (T) - feucht (F) - regnerisch (R)								
	sonnig (S) - bewölkt (B)								
Medikamente		Dosis							
	Besserung 1 (keine) - 10 (sehr viel)								
Sonstige Hilfsmittel									
	Besserung 1 (keine) - 10 (sehr viel)								
Vorzeichen	Müdigkeit								
	Stimmungsschwankung								
	Heißhunger								
	Reizbarkeit								
	Gleichgültigkeit								

Aktivitätslevel 1 (wenig) - 10 (sehr viel)							
Flüssigkeitsaufnahme in Liter							
Schlafen in Stunden							
Anzahl Mahlzeiten							

Notizen

Woche vom   bis

DATUM								
		MO	DI	MI	DO	FR	SA	SO
SCHMERZINTENSITÄT 1 - WENIG 10 - SEHR STARK VERBINDE DIE PUNKTE ZU EINEM GRAPHEN	10							
	9							
	8							
	7							
	6							
	5							
	4							
	3							
	2							
	1							
Einsatz des Schmerzes	Nachts							
	Morgens							
	Vormittags							
	Mittags							
	Nachmittags							
	Abends							
Ort des Schmerzes	1							
	2							
	3							
	4							
Art des Schmerzes	pulsierend							
	pochend							
	ziehend							
	brennend							
	drückend							
Begleitsymptome	Schwitzen							
	Übelkeit							
	Steifheit							
	Erkältungssymptome							
	Konzentrationsstörung							
	Ruhelosigkeit							

Woche vom _____ bis _____

DATUM			MO	DI	MI	DO	FR	SA	SO
WETTER	Temperatur								
	trocken (T) - feucht (F) - regnerisch (R)								
	sonnig (S) - bewölkt (B)								
Medikamente		Dosis							
	Besserung 1 (keine) - 10 (sehr viel)								
Sonstige Hilfsmittel									
	Besserung 1 (keine) - 10 (sehr viel)								
Vorzeichen	Müdigkeit								
	Stimmungsschwankung								
	Heißhunger								
	Reizbarkeit								
	Gleichgültigkeit								

	MO	DI	MI	DO	FR	SA	SO
Aktivitätslevel 1 (wenig) - 10 (sehr viel)							
Flüssigkeitsaufnahme in Liter							
Schlafen in Stunden							
Anzahl Mahlzeiten							

Notizen

_____
_____
_____
_____
_____
_____

Woche vom _____ **bis** _____

DATUM								
		MO	DI	MI	DO	FR	SA	SO
SCHMERZINTENSITÄT 1 - WENIG 10 - SEHR STARK VERBINDE DIE PUNKTE ZU EINEM GRAPHEN	10							
	9							
	8							
	7							
	6							
	5							
	4							
	3							
	2							
	1							
Einsatz des Schmerzes	Nachts							
	Morgens							
	Vormittags							
	Mittags							
	Nachmittags							
	Abends							
Ort des Schmerzes	1							
	2							
	3							
	4							
Art des Schmerzes	pulsierend							
	pochend							
	ziehend							
	brennend							
	drückend							
Begleitsymptome	Schwitzen							
	Übelkeit							
	Steifheit							
	Erkältungssymptome							
	Konzentrationsstörung							
	Ruhelosigkeit							

Woche vom   bis

DATUM			MO	DI	MI	DO	FR	SA	SO
WETTER	Temperatur								
	trocken (T) - feucht (F) - regnerisch (R)								
	sonnig (S) - bewölkt (B)								
Medikamente		Dosis							
	Besserung 1 (keine) - 10 (sehr viel)								
Sonstige Hilfsmittel									
	Besserung 1 (keine) - 10 (sehr viel)								
Vorzeichen	Müdigkeit								
	Stimmungsschwankung								
	Heißhunger								
	Reizbarkeit								
	Gleichgültigkeit								

	MO	DI	MI	DO	FR	SA	SO
Aktivitätslevel 1 (wenig) - 10 (sehr viel)							
Flüssigkeitsaufnahme in Liter							
Schlafen in Stunden							
Anzahl Mahlzeiten							

Notizen

Woche vom _____ bis _____

DATUM								
		MO	DI	MI	DO	FR	SA	SO
SCHMERZINTENSITÄT 1 - WENIG 10 - SEHR STARK VERBINDE DIE PUNKTE ZU EINEM GRAPHEN	10	·	·	·	·	·	·	·
	9	·	·	·	·	·	·	·
	8	·	·	·	·	·	·	·
	7	·	·	·	·	·	·	·
	6	·	·	·	·	·	·	·
	5	·	·	·	·	·	·	·
	4	·	·	·	·	·	·	·
	3	·	·	·	·	·	·	·
	2	·	·	·	·	·	·	·
	1	·	·	·	·	·	·	·
Einsatz des Schmerzes	Nachts							
	Morgens							
	Vormittags							
	Mittags							
	Nachmittags							
	Abends							
Ort des Schmerzes	1							
	2							
	3							
	4							
Art des Schmerzes	pulsierend							
	pochend							
	ziehend							
	brennend							
	drückend							
Begleitsymptome	Schwitzen							
	Übelkeit							
	Steifheit							
	Erkältungssymptome							
	Konzentrationsstörung							
	Ruhelosigkeit							

Woche vom   bis

	DATUM		MO	DI	MI	DO	FR	SA	SO
WETTER	Temperatur								
	trocken (T) - feucht (F) - regnerisch (R)								
	sonnig (S) - bewölkt (B)								
Medikamente		Dosis							
	Besserung 1 (keine) - 10 (sehr viel)								
Sonstige Hilfsmittel									
	Besserung 1 (keine) - 10 (sehr viel)								
Vorzeichen	Müdigkeit								
	Stimmungsschwankung								
	Heißhunger								
	Reizbarkeit								
	Gleichgültigkeit								

	MO	DI	MI	DO	FR	SA	SO
Aktivitätslevel 1 (wenig) - 10 (sehr viel)							
Flüssigkeitsaufnahme in Liter							
Schlafen in Stunden							
Anzahl Mahlzeiten							

Notizen

Woche vom   bis

DATUM									
			MO	DI	MI	DO	FR	SA	SO
SCHMERZINTENSITÄT 1 - WENIG 10 - SEHR STARK VERBINDE DIE PUNKTE ZU EINEM GRAPHEN		10							
		9							
		8							
		7							
		6							
		5							
		4							
		3							
		2							
		1							
Einsatz des Schmerzes	Nachts								
	Morgens								
	Vormittags								
	Mittags								
	Nachmittags								
	Abends								
Ort des Schmerzes	1								
	2								
	3								
	4								
Art des Schmerzes	pulsierend								
	pochend								
	ziehend								
	brennend								
	drückend								
Begleitsymptome	Schwitzen								
	Übelkeit								
	Steifheit								
	Erkältungssymptome								
	Konzentrationsstörung								
	Ruhelosigkeit								

Woche vom   bis

DATUM			MO	DI	MI	DO	FR	SA	SO
WETTER	Temperatur								
	trocken (T) - feucht (F) - regnerisch (R)								
	sonnig (S) - bewölkt (B)								
Medikamente		Dosis							
	Besserung 1 (keine) - 10 (sehr viel)								
Sonstige Hilfsmittel									
	Besserung 1 (keine) - 10 (sehr viel)								
Vorzeichen	Müdigkeit								
	Stimmungsschwankung								
	Heißhunger								
	Reizbarkeit								
	Gleichgültigkeit								

	MO	DI	MI	DO	FR	SA	SO
Aktivitätslevel 1 (wenig) - 10 (sehr viel)							
Flüssigkeitsaufnahme in Liter							
Schlafen in Stunden							
Anzahl Mahlzeiten							

Notizen

Woche vom _____ bis _____

DATUM									
			MO	DI	MI	DO	FR	SA	SO
SCHMERZINTENSITÄT 1 - WENIG 10 - SEHR STARK VERBINDE DIE PUNKTE ZU EINEM GRAPHEN		10	·	·	·	·	·	·	·
		9	·	·	·	·	·	·	·
		8	·	·	·	·	·	·	·
		7	·	·	·	·	·	·	·
		6	·	·	·	·	·	·	·
		5	·	·	·	·	·	·	·
		4	·	·	·	·	·	·	·
		3	·	·	·	·	·	·	·
		2	·	·	·	·	·	·	·
		1	·	·	·	·	·	·	·
Einsatz des Schmerzes	Nachts								
	Morgens								
	Vormittags								
	Mittags								
	Nachmittags								
	Abends								
Ort des Schmerzes	1								
	2								
	3								
	4								
Art des Schmerzes	pulsierend								
	pochend								
	ziehend								
	brennend								
	drückend								
Begleitsymptome	Schwitzen								
	Übelkeit								
	Steifheit								
	Erkältungssymptome								
	Konzentrationsstörung								
	Ruhelosigkeit								

Woche vom   bis

DATUM			MO	DI	MI	DO	FR	SA	SO
WETTER	Temperatur								
	trocken (T) - feucht (F) - regnerisch (R)								
	sonnig (S) - bewölkt (B)								
Medikamente		Dosis							
	Besserung 1 (keine) - 10 (sehr viel)								
Sonstige Hilfsmittel									
	Besserung 1 (keine) - 10 (sehr viel)								
Vorzeichen	Müdigkeit								
	Stimmungsschwankung								
	Heißhunger								
	Reizbarkeit								
	Gleichgültigkeit								

	MO	DI	MI	DO	FR	SA	SO
Aktivitätslevel 1 (wenig) - 10 (sehr viel)							
Flüssigkeitsaufnahme in Liter							
Schlafen in Stunden							
Anzahl Mahlzeiten							

Notizen

Woche vom _____ bis _____

DATUM								
		MO	DI	MI	DO	FR	SA	SO
SCHMERZINTENSITÄT 1 - WENIG 10 - SEHR STARK VERBINDE DIE PUNKTE ZU EINEM GRAPHEN	10	·	·	·	·	·	·	·
	9	·	·	·	·	·	·	·
	8	·	·	·	·	·	·	·
	7	·	·	·	·	·	·	·
	6	·	·	·	·	·	·	·
	5	·	·	·	·	·	·	·
	4	·	·	·	·	·	·	·
	3	·	·	·	·	·	·	·
	2	·	·	·	·	·	·	·
	1	·	·	·	·	·	·	·
Einsatz des Schmerzes	Nachts							
	Morgens							
	Vormittags							
	Mittags							
	Nachmittags							
	Abends							
Ort des Schmerzes	1							
	2							
	3							
	4							
Art des Schmerzes	pulsierend							
	pochend							
	ziehend							
	brennend							
	drückend							
Begleitsymptome	Schwitzen							
	Übelkeit							
	Steifheit							
	Erkältungssymptome							
	Konzentrationsstörung							
	Ruhelosigkeit							

Woche vom   bis

DATUM		MO	DI	MI	DO	FR	SA	SO
WETTER	Temperatur							
	trocken (T) - feucht (F) - regnerisch (R)							
	sonnig (S) - bewölkt (B)							
Medikamente								
		Dosis						
	Besserung 1 (keine) - 10 (sehr viel)							
Sonstige Hilfsmittel								
	Besserung 1 (keine) - 10 (sehr viel)							
Vorzeichen	Müdigkeit							
	Stimmungsschwankung							
	Heißhunger							
	Reizbarkeit							
	Gleichgültigkeit							

	MO	DI	MI	DO	FR	SA	SO
Aktivitätslevel 1 (wenig) - 10 (sehr viel)							
Flüssigkeitsaufnahme in Liter							
Schlafen in Stunden							
Anzahl Mahlzeiten							

Notizen

Woche vom   bis

DATUM										
			MO	DI	MI	DO	FR	SA	SO
SCHMERZINTENSITÄT 1 - WENIG 10 - SEHR STARK VERBINDE DIE PUNKTE ZU EINEM GRAPHEN		10	·	·	·	·	·	·	·
		9	·	·	·	·	·	·	·
		8	·	·	·	·	·	·	·
		7	·	·	·	·	·	·	·
		6	·	·	·	·	·	·	·
		5	·	·	·	·	·	·	·
		4	·	·	·	·	·	·	·
		3	·	·	·	·	·	·	·
		2	·	·	·	·	·	·	·
		1	·	·	·	·	·	·	·
Einsatz des Schmerzes	Nachts									
	Morgens									
	Vormittags									
	Mittags									
	Nachmittags									
	Abends									
Ort des Schmerzes	1									
	2									
	3									
	4									
Art des Schmerzes	pulsierend									
	pochend									
	ziehend									
	brennend									
	drückend									
Begleitsymptome	Schwitzen									
	Übelkeit									
	Steifheit									
	Erkältungssymptome									
	Konzentrationsstörung									
	Ruhelosigkeit									

Woche vom _____ bis _____

DATUM			MO	DI	MI	DO	FR	SA	SO
WETTER	Temperatur								
	trocken (T) - feucht (F) - regnerisch (R)								
	sonnig (S) - bewölkt (B)								
Medikamente		Dosis							
	Besserung 1 (keine) - 10 (sehr viel)								
Sonstige Hilfsmittel									
	Besserung 1 (keine) - 10 (sehr viel)								
Vorzeichen	Müdigkeit								
	Stimmungsschwankung								
	Heißhunger								
	Reizbarkeit								
	Gleichgültigkeit								

	MO	DI	MI	DO	FR	SA	SO
Aktivitätslevel 1 (wenig) - 10 (sehr viel)							
Flüssigkeitsaufnahme in Liter							
Schlafen in Stunden							
Anzahl Mahlzeiten							

Notizen

Woche vom _____ bis _____

DATUM		MO	DI	MI	DO	FR	SA	SO
SCHMERZINTENSITÄT 1 - WENIG 10 - SEHR STARK VERBINDE DIE PUNKTE ZU EINEM GRAPHEN	10	·	·	·	·	·	·	·
	9	·	·	·	·	·	·	·
	8	·	·	·	·	·	·	·
	7	·	·	·	·	·	·	·
	6	·	·	·	·	·	·	·
	5	·	·	·	·	·	·	·
	4	·	·	·	·	·	·	·
	3	·	·	·	·	·	·	·
	2	·	·	·	·	·	·	·
	1	·	·	·	·	·	·	·
Einsatz des Schmerzes	Nachts							
	Morgens							
	Vormittags							
	Mittags							
	Nachmittags							
	Abends							
Ort des Schmerzes	1							
	2							
	3							
	4							
Art des Schmerzes	pulsierend							
	pochend							
	ziehend							
	brennend							
	drückend							
Begleitsymptome	Schwitzen							
	Übelkeit							
	Steifheit							
	Erkältungssymptome							
	Konzentrationsstörung							
	Ruhelosigkeit							

Woche vom   bis

DATUM			MO	DI	MI	DO	FR	SA	SO
WETTER	Temperatur								
	trocken (T) - feucht (F) - regnerisch (R)								
	sonnig (S) - bewölkt (B)								
Medikamente		Dosis							
	Besserung 1 (keine) - 10 (sehr viel)								
Sonstige Hilfsmittel									
	Besserung 1 (keine) - 10 (sehr viel)								
Vorzeichen	Müdigkeit								
	Stimmungsschwankung								
	Heißhunger								
	Reizbarkeit								
	Gleichgültigkeit								

Aktivitätslevel 1 (wenig) - 10 (sehr viel)							
Flüssigkeitsaufnahme in Liter							
Schlafen in Stunden							
Anzahl Mahlzeiten							

Notizen

Woche vom _____ *bis* _____

DATUM								
		MO	DI	MI	DO	FR	SA	SO
SCHMERZINTENSITÄT 1 - WENIG 10 - SEHR STARK VERBINDE DIE PUNKTE ZU EINEM GRAPHEN	10	·	·	·	·	·	·	·
	9	·	·	·	·	·	·	·
	8	·	·	·	·	·	·	·
	7	·	·	·	·	·	·	·
	6	·	·	·	·	·	·	·
	5	·	·	·	·	·	·	·
	4	·	·	·	·	·	·	·
	3	·	·	·	·	·	·	·
	2	·	·	·	·	·	·	·
	1	·	·	·	·	·	·	·
Einsatz des Schmerzes	Nachts							
	Morgens							
	Vormittags							
	Mittags							
	Nachmittags							
	Abends							
Ort des Schmerzes	1							
	2							
	3							
	4							
Art des Schmerzes	pulsierend							
	pochend							
	ziehend							
	brennend							
	drückend							
Begleitsymptome	Schwitzen							
	Übelkeit							
	Steifheit							
	Erkältungssymptome							
	Konzentrationsstörung							
	Ruhelosigkeit							

Woche vom   bis

DATUM								
		MO	DI	MI	DO	FR	SA	SO
WETTER	Temperatur							
	trocken (T) - feucht (F) - regnerisch (R)							
	sonnig (S) - bewölkt (B)							
Medikamente		Dosis						
	Besserung 1 (keine) - 10 (sehr viel)							
Sonstige Hilfsmittel								
	Besserung 1 (keine) - 10 (sehr viel)							
Vorzeichen	Müdigkeit							
	Stimmungsschwankung							
	Heißhunger							
	Reizbarkeit							
	Gleichgültigkeit							

Aktivitätslevel 1 (wenig) - 10 (sehr viel)							
Flüssigkeitsaufnahme in Liter							
Schlafen in Stunden							
Anzahl Mahlzeiten							

Notizen

Woche vom _____ bis _____

DATUM			MO	DI	MI	DO	FR	SA	SO
SCHMERZINTENSITÄT 1 - WENIG 10 - SEHR STARK VERBINDE DIE PUNKTE ZU EINEM GRAPHEN		10							
		9							
		8							
		7							
		6							
		5							
		4							
		3							
		2							
		1							
Einsatz des Schmerzes	Nachts								
	Morgens								
	Vormittags								
	Mittags								
	Nachmittags								
	Abends								
Ort des Schmerzes	1								
	2								
	3								
	4								
Art des Schmerzes	pulsierend								
	pochend								
	ziehend								
	brennend								
	drückend								
Begleitsymptome	Schwitzen								
	Übelkeit								
	Steifheit								
	Erkältungssymptome								
	Konzentrationsstörung								
	Ruhelosigkeit								

Woche vom   bis

DATUM			MO	DI	MI	DO	FR	SA	SO
WETTER	Temperatur								
	trocken (T) - feucht (F) - regnerisch (R)								
	sonnig (S) - bewölkt (B)								
Medikamente		Dosis							
	Besserung 1 (keine) - 10 (sehr viel)								
Sonstige Hilfsmittel									
	Besserung 1 (keine) - 10 (sehr viel)								
Vorzeichen	Müdigkeit								
	Stimmungsschwankung								
	Heißhunger								
	Reizbarkeit								
	Gleichgültigkeit								

	MO	DI	MI	DO	FR	SA	SO
Aktivitätslevel 1 (wenig) - 10 (sehr viel)							
Flüssigkeitsaufnahme in Liter							
Schlafen in Stunden							
Anzahl Mahlzeiten							

Notizen

Woche vom _____ bis _____

DATUM								
		MO	DI	MI	DO	FR	SA	SO
SCHMERZINTENSITÄT 1 - WENIG 10 - SEHR STARK VERBINDE DIE PUNKTE ZU EINEM GRAPHEN	10							
	9							
	8							
	7							
	6							
	5							
	4							
	3							
	2							
	1							
Einsatz des Schmerzes	Nachts							
	Morgens							
	Vormittags							
	Mittags							
	Nachmittags							
	Abends							
Ort des Schmerzes	1							
	2							
	3							
	4							
Art des Schmerzes	pulsierend							
	pochend							
	ziehend							
	brennend							
	drückend							
Begleitsymptome	Schwitzen							
	Übelkeit							
	Steifheit							
	Erkältungssymptome							
	Konzentrationsstörung							
	Ruhelosigkeit							

Woche vom   bis

DATUM			MO	DI	MI	DO	FR	SA	SO
WETTER	Temperatur								
	trocken (T) - feucht (F) - regnerisch (R)								
	sonnig (S) - bewölkt (B)								
Medikamente		Dosis							
	Besserung 1 (keine) - 10 (sehr viel)								
Sonstige Hilfsmittel									
	Besserung 1 (keine) - 10 (sehr viel)								
Vorzeichen	Müdigkeit								
	Stimmungsschwankung								
	Heißhunger								
	Reizbarkeit								
	Gleichgültigkeit								

Aktivitätslevel 1 (wenig) - 10 (sehr viel)							
Flüssigkeitsaufnahme in Liter							
Schlafen in Stunden							
Anzahl Mahlzeiten							

Notizen

_____

_____

_____

_____

_____

Woche vom _____ bis _____

DATUM		MO	DI	MI	DO	FR	SA	SO
SCHMERZINTENSITÄT 1 - WENIG 10 - SEHR STARK VERBINDE DIE PUNKTE ZU EINEM GRAPHEN	10	·	·	·	·	·	·	·
	9	·	·	·	·	·	·	·
	8	·	·	·	·	·	·	·
	7	·	·	·	·	·	·	·
	6	·	·	·	·	·	·	·
	5	·	·	·	·	·	·	·
	4	·	·	·	·	·	·	·
	3	·	·	·	·	·	·	·
	2	·	·	·	·	·	·	·
	1	·	·	·	·	·	·	·
Einsatz des Schmerzes	Nachts							
	Morgens							
	Vormittags							
	Mittags							
	Nachmittags							
	Abends							
Ort des Schmerzes	1							
	2							
	3							
	4							
Art des Schmerzes	pulsierend							
	pochend							
	ziehend							
	brennend							
	drückend							
Begleitsymptome	Schwitzen							
	Übelkeit							
	Steifheit							
	Erkältungssymptome							
	Konzentrationsstörung							
	Ruhelosigkeit							

Woche vom bis

DATUM		MO	DI	MI	DO	FR	SA	SO
WETTER	Temperatur							
	trocken (T) - feucht (F) - regnerisch (R)							
	sonnig (S) - bewölkt (B)							
Medikamente								
		Dosis						
	Besserung 1 (keine) - 10 (sehr viel)							
Sonstige Hilfsmittel								
	Besserung 1 (keine) - 10 (sehr viel)							
Vorzeichen	Müdigkeit							
	Stimmungsschwankung							
	Heißhunger							
	Reizbarkeit							
	Gleichgültigkeit							

	MO	DI	MI	DO	FR	SA	SO
Aktivitätslevel 1 (wenig) - 10 (sehr viel)							
Flüssigkeitsaufnahme in Liter							
Schlafen in Stunden							
Anzahl Mahlzeiten							

Notizen

Woche vom _____ *bis* _____

DATUM								
		MO	DI	MI	DO	FR	SA	SO
SCHMERZINTENSITÄT 1 - WENIG 10 - SEHR STARK VERBINDE DIE PUNKTE ZU EINEM GRAPHEN	10							
	9							
	8							
	7							
	6							
	5							
	4							
	3							
	2							
	1							

		MO	DI	MI	DO	FR	SA	SO
Einsatz des Schmerzes	Nachts							
	Morgens							
	Vormittags							
	Mittags							
	Nachmittags							
	Abends							
Ort des Schmerzes	1							
	2							
	3							
	4							
Art des Schmerzes	pulsierend							
	pochend							
	ziehend							
	brennend							
	drückend							
Begleitsymptome	Schwitzen							
	Übelkeit							
	Steifheit							
	Erkältungssymptome							
	Konzentrationsstörung							
	Ruhelosigkeit							

Woche vom   bis

DATUM			MO	DI	MI	DO	FR	SA	SO
WETTER	Temperatur								
	trocken (T) - feucht (F) - regnerisch (R)								
	sonnig (S) - bewölkt (B)								
Medikamente		Dosis							
	Besserung 1 (keine) - 10 (sehr viel)								
Sonstige Hilfsmittel									
	Besserung 1 (keine) - 10 (sehr viel)								
Vorzeichen	Müdigkeit								
	Stimmungsschwankung								
	Heißhunger								
	Reizbarkeit								
	Gleichgültigkeit								

	MO	DI	MI	DO	FR	SA	SO
Aktivitätslevel 1 (wenig) - 10 (sehr viel)							
Flüssigkeitsaufnahme in Liter							
Schlafen in Stunden							
Anzahl Mahlzeiten							

Notizen

Woche vom _____ bis _____

DATUM								
		MO	DI	MI	DO	FR	SA	SO
SCHMERZINTENSITÄT 1 - WENIG 10 - SEHR STARK VERBINDE DIE PUNKTE ZU EINEM GRAPHEN	10							
	9							
	8							
	7							
	6							
	5							
	4							
	3							
	2							
	1							
Einsatz des Schmerzes	Nachts							
	Morgens						•	
	Vormittags							
	Mittags							
	Nachmittags							
	Abends							
Ort des Schmerzes	1							
	2							
	3							
	4							
Art des Schmerzes	pulsierend							
	pochend							
	ziehend							
	brennend							
	drückend							
Begleitsymptome	Schwitzen							
	Übelkeit							
	Steifheit							
	Erkältungssymptome							
	Konzentrationsstörung							
	Ruhelosigkeit							

Woche vom   bis

DATUM			MO	DI	MI	DO	FR	SA	SO
WETTER	Temperatur								
	trocken (T) - feucht (F) - regnerisch (R)								
	sonnig (S) - bewölkt (B)								
Medikamente		Dosis							
	Besserung 1 (keine) - 10 (sehr viel)								
Sonstige Hilfsmittel									
	Besserung 1 (keine) - 10 (sehr viel)								
Vorzeichen	Müdigkeit								
	Stimmungsschwankung								
	Heißhunger								
	Reizbarkeit								
	Gleichgültigkeit								

Aktivitätslevel 1 (wenig) - 10 (sehr viel)							
Flüssigkeitsaufnahme in Liter							
Schlafen in Stunden							
Anzahl Mahlzeiten							

Notizen

Woche vom   bis

DATUM								
		MO	DI	MI	DO	FR	SA	SO
SCHMERZINTENSITÄT 1 - WENIG 10 - SEHR STARK VERBINDE DIE PUNKTE ZU EINEM GRAPHEN	10	·	·	·	·	·	·	·
	9	·	·	·	·	·	·	·
	8	·	·	·	·	·	·	·
	7	·	·	·	·	·	·	·
	6	·	·	·	·	·	·	·
	5	·	·	·	·	·	·	·
	4	·	·	·	·	·	·	·
	3	·	·	·	·	·	·	·
	2	·	·	·	·	·	·	·
	1	·	·	·	·	·	·	·

		MO	DI	MI	DO	FR	SA	SO
Einsatz des Schmerzes	Nachts							
	Morgens							
	Vormittags							
	Mittags							
	Nachmittags							
	Abends							
Ort des Schmerzes	1							
	2							
	3							
	4							
Art des Schmerzes	pulsierend							
	pochend							
	ziehend							
	brennend							
	drückend							
Begleitsymptome	Schwitzen							
	Übelkeit							
	Steifheit							
	Erkältungssymptome							
	Konzentrationsstörung							
	Ruhelosigkeit							

Woche vom   bis

DATUM			MO	DI	MI	DO	FR	SA	SO
WETTER	Temperatur								
	trocken (T) - feucht (F) - regnerisch (R)								
	sonnig (S) - bewölkt (B)								
Medikamente		Dosis							
	Besserung 1 (keine) - 10 (sehr viel)								
Sonstige Hilfsmittel									
	Besserung 1 (keine) - 10 (sehr viel)								
Vorzeichen	Müdigkeit								
	Stimmungsschwankung								
	Heißhunger								
	Reizbarkeit								
	Gleichgültigkeit								

	MO	DI	MI	DO	FR	SA	SO
Aktivitätslevel 1 (wenig) - 10 (sehr viel)							
Flüssigkeitsaufnahme in Liter							
Schlafen in Stunden							
Anzahl Mahlzeiten							

Notizen

Woche vom   bis

DATUM									
			MO	DI	MI	DO	FR	SA	SO
SCHMERZINTENSITÄT 1 - WENIG 10 - SEHR STARK VERBINDE DIE PUNKTE ZU EINEM GRAPHEN		10							
		9							
		8							
		7							
		6							
		5							
		4							
		3							
		2							
		1							
Einsatz des Schmerzes	Nachts								
	Morgens								
	Vormittags								
	Mittags								
	Nachmittags								
	Abends								
Ort des Schmerzes	1								
	2								
	3								
	4								
Art des Schmerzes	pulsierend								
	pochend								
	ziehend								
	brennend								
	drückend								
Begleitsymptome	Schwitzen								
	Übelkeit								
	Steifheit								
	Erkältungssymptome								
	Konzentrationsstörung								
	Ruhelosigkeit								

Woche vom _____ bis _____

DATUM		MO	DI	MI	DO	FR	SA	SO
WETTER	Temperatur							
	trocken (T) - feucht (F) - regnerisch (R)							
	sonnig (S) - bewölkt (B)							
Medikamente	(Dosis)							
	Besserung 1 (keine) - 10 (sehr viel)							
Sonstige Hilfsmittel								
	Besserung 1 (keine) - 10 (sehr viel)							
Vorzeichen	Müdigkeit							
	Stimmungsschwankung							
	Heißhunger							
	Reizbarkeit							
	Gleichgültigkeit							

	MO	DI	MI	DO	FR	SA	SO
Aktivitätslevel 1 (wenig) - 10 (sehr viel)							
Flüssigkeitsaufnahme in Liter							
Schlafen in Stunden							
Anzahl Mahlzeiten							

Notizen

Woche vom _____ bis _____

DATUM			MO	DI	MI	DO	FR	SA	SO
SCHMERZINTENSITÄT 1 - WENIG 10 - SEHR STARK VERBINDE DIE PUNKTE ZU EINEM GRAPHEN		10	·	·	·	·	·	·	·
		9	·	·	·	·	·	·	·
		8	·	·	·	·	·	·	·
		7	·	·	·	·	·	·	·
		6	·	·	·	·	·	·	·
		5	·	·	·	·	·	·	·
		4	·	·	·	·	·	·	·
		3	·	·	·	·	·	·	·
		2	·	·	·	·	·	·	·
		1	·	·	·	·	·	·	·
Einsatz des Schmerzes	Nachts								
	Morgens								
	Vormittags								
	Mittags								
	Nachmittags								
	Abends								
Ort des Schmerzes	1								
	2								
	3								
	4								
Art des Schmerzes	pulsierend								
	pochend								
	ziehend								
	brennend								
	drückend								
Begleitsymptome	Schwitzen								
	Übelkeit								
	Steifheit								
	Erkältungssymptome								
	Konzentrationsstörung								
	Ruhelosigkeit								

Woche vom   bis

DATUM			MO	DI	MI	DO	FR	SA	SO
WETTER	Temperatur								
	trocken (T) - feucht (F) - regnerisch (R)								
	sonnig (S) - bewölkt (B)								
Medikamente		Dosis							
	Besserung 1 (keine) - 10 (sehr viel)								
Sonstige Hilfsmittel									
	Besserung 1 (keine) - 10 (sehr viel)								
Vorzeichen	Müdigkeit								
	Stimmungsschwankung								
	Heißhunger								
	Reizbarkeit								
	Gleichgültigkeit								

	MO	DI	MI	DO	FR	SA	SO
Aktivitätslevel 1 (wenig) - 10 (sehr viel)							
Flüssigkeitsaufnahme in Liter							
Schlafen in Stunden							
Anzahl Mahlzeiten							

Notizen

Woche vom _____ bis _____

DATUM			MO	DI	MI	DO	FR	SA	SO
SCHMERZINTENSITÄT 1 - WENIG 10 - SEHR STARK VERBINDE DIE PUNKTE ZU EINEM GRAPHEN		10							
		9							
		8							
		7							
		6							
		5							
		4							
		3							
		2							
		1							
Einsatz des Schmerzes	Nachts								
	Morgens								
	Vormittags								
	Mittags								
	Nachmittags								
	Abends								
Ort des Schmerzes	1								
	2								
	3								
	4								
Art des Schmerzes	pulsierend								
	pochend								
	ziehend								
	brennend								
	drückend								
Begleitsymptome	Schwitzen								
	Übelkeit								
	Steifheit								
	Erkältungssymptome								
	Konzentrationsstörung								
	Ruhelosigkeit								

Woche vom   bis

DATUM			MO	DI	MI	DO	FR	SA	SO
WETTER	Temperatur								
	trocken (T) - feucht (F) - regnerisch (R)								
	sonnig (S) - bewölkt (B)								
Medikamente		Dosis							
	Besserung 1 (keine) - 10 (sehr viel)								
Sonstige Hilfsmittel									
	Besserung 1 (keine) - 10 (sehr viel)								
Vorzeichen	Müdigkeit								
	Stimmungsschwankung								
	Heißhunger								
	Reizbarkeit								
	Gleichgültigkeit								

	MO	DI	MI	DO	FR	SA	SO
Aktivitätslevel 1 (wenig) - 10 (sehr viel)							
Flüssigkeitsaufnahme in Liter							
Schlafen in Stunden							
Anzahl Mahlzeiten							

Notizen

Woche vom _____ bis _____

DATUM								
		MO	DI	MI	DO	FR	SA	SO
SCHMERZINTENSITÄT 1 - WENIG 10 - SEHR STARK VERBINDE DIE PUNKTE ZU EINEM GRAPHEN	10							
	9							
	8							
	7							
	6							
	5							
	4							
	3							
	2							
	1							
Einsatz des Schmerzes	Nachts							
	Morgens							
	Vormittags							
	Mittags							
	Nachmittags							
	Abends							
Ort des Schmerzes	1							
	2							
	3							
	4							
Art des Schmerzes	pulsierend							
	pochend							
	ziehend							
	brennend							
	drückend							
Begleitsymptome	Schwitzen							
	Übelkeit							
	Steifheit							
	Erkältungssymptome							
	Konzentrationsstörung							
	Ruhelosigkeit							

Woche vom   bis

DATUM									
			MO	DI	MI	DO	FR	SA	SO
WETTER	Temperatur								
	trocken (T) - feucht (F) - regnerisch (R)								
	sonnig (S) - bewölkt (B)								
Medikamente		Dosis							
	Besserung 1 (keine) - 10 (sehr viel)								
Sonstige Hilfsmittel									
	Besserung 1 (keine) - 10 (sehr viel)								
Vorzeichen	Müdigkeit								
	Stimmungsschwankung								
	Heißhunger								
	Reizbarkeit								
	Gleichgültigkeit								

	MO	DI	MI	DO	FR	SA	SO
Aktivitätslevel 1 (wenig) - 10 (sehr viel)							
Flüssigkeitsaufnahme in Liter							
Schlafen in Stunden							
Anzahl Mahlzeiten							

Notizen

Woche vom ___ bis ___

DATUM									
			MO	DI	MI	DO	FR	SA	SO
SCHMERZINTENSITÄT 1 - WENIG 10 - SEHR STARK VERBINDE DIE PUNKTE ZU EINEM GRAPHEN		10							
		9							
		8							
		7							
		6							
		5							
		4							
		3							
		2							
		1							
Einsatz des Schmerzes	Nachts								
	Morgens								
	Vormittags								
	Mittags								
	Nachmittags								
	Abends								
Ort des Schmerzes	1								
	2								
	3								
	4								
Art des Schmerzes	pulsierend								
	pochend								
	ziehend								
	brennend								
	drückend								
Begleitsymptome	Schwitzen								
	Übelkeit								
	Steifheit								
	Erkältungssymptome								
	Konzentrationsstörung								
	Ruhelosigkeit								

Woche vom   bis

DATUM			MO	DI	MI	DO	FR	SA	SO
WETTER	Temperatur								
	trocken (T) - feucht (F) - regnerisch (R)								
	sonnig (S) - bewölkt (B)								
Medikamente		Dosis							
	Besserung 1 (keine) - 10 (sehr viel)								
Sonstige Hilfsmittel									
	Besserung 1 (keine) - 10 (sehr viel)								
Vorzeichen	Müdigkeit								
	Stimmungsschwankung								
	Heißhunger								
	Reizbarkeit								
	Gleichgültigkeit								

	MO	DI	MI	DO	FR	SA	SO
Aktivitätslevel 1 (wenig) - 10 (sehr viel)							
Flüssigkeitsaufnahme in Liter							
Schlafen in Stunden							
Anzahl Mahlzeiten							

Notizen

Woche vom _____ bis _____

DATUM			MO	DI	MI	DO	FR	SA	SO
SCHMERZINTENSITÄT 1 - WENIG 10 - SEHR STARK VERBINDE DIE PUNKTE ZU EINEM GRAPHEN		10							
		9							
		8							
		7							
		6							
		5							
		4							
		3							
		2							
		1							
Einsatz des Schmerzes	Nachts								
	Morgens								
	Vormittags								
	Mittags								
	Nachmittags								
	Abends								
Ort des Schmerzes	1								
	2								
	3								
	4								
Art des Schmerzes	pulsierend								
	pochend								
	ziehend								
	brennend								
	drückend								
Begleitsymptome	Schwitzen								
	Übelkeit								
	Steifheit								
	Erkältungssymptome								
	Konzentrationsstörung								
	Ruhelosigkeit								

Woche vom _____ bis _____

DATUM			MO	DI	MI	DO	FR	SA	SO
WETTER	Temperatur								
	trocken (T) - feucht (F) - regnerisch (R)								
	sonnig (S) - bewölkt (B)								
Medikamente		Dosis							
	Besserung 1 (keine) - 10 (sehr viel)								
Sonstige Hilfsmittel									
	Besserung 1 (keine) - 10 (sehr viel)								
Vorzeichen	Müdigkeit								
	Stimmungsschwankung								
	Heißhunger								
	Reizbarkeit								
	Gleichgültigkeit								

	MO	DI	MI	DO	FR	SA	SO
Aktivitätslevel 1 (wenig) - 10 (sehr viel)							
Flüssigkeitsaufnahme in Liter							
Schlafen in Stunden							
Anzahl Mahlzeiten							

Notizen

Woche vom _____ bis _____

DATUM			MO	DI	MI	DO	FR	SA	SO
SCHMERZINTENSITÄT 1 - WENIG 10 - SEHR STARK VERBINDE DIE PUNKTE ZU EINEM GRAPHEN		10							
		9							
		8							
		7							
		6							
		5							
		4							
		3							
		2							
		1							
Einsatz des Schmerzes	Nachts								
	Morgens								
	Vormittags								
	Mittags								
	Nachmittags								
	Abends								
Ort des Schmerzes	1								
	2								
	3								
	4								
Art des Schmerzes	pulsierend								
	pochend								
	ziehend								
	brennend								
	drückend								
Begleitsymptome	Schwitzen								
	Übelkeit								
	Steifheit								
	Erkältungssymptome								
	Konzentrationsstörung								
	Ruhelosigkeit								

Woche vom _____ bis _____

DATUM			MO	DI	MI	DO	FR	SA	SO
WETTER	Temperatur								
	trocken (T) - feucht (F) - regnerisch (R)								
	sonnig (S) - bewölkt (B)								
Medikamente		Dosis							
	Besserung 1 (keine) - 10 (sehr viel)								
Sonstige Hilfsmittel									
	Besserung 1 (keine) - 10 (sehr viel)								
Vorzeichen	Müdigkeit								
	Stimmungsschwankung								
	Heißhunger								
	Reizbarkeit								
	Gleichgültigkeit								

	MO	DI	MI	DO	FR	SA	SO
Aktivitätslevel 1 (wenig) - 10 (sehr viel)							
Flüssigkeitsaufnahme in Liter							
Schlafen in Stunden							
Anzahl Mahlzeiten							

Notizen

Woche vom ___ bis ___

DATUM								
		MO	DI	MI	DO	FR	SA	SO

SCHMERZINTENSITÄT
1 - WENIG
10 - SEHR STARK
VERBINDE DIE PUNKTE ZU EINEM GRAPHEN

	MO	DI	MI	DO	FR	SA	SO
10							
9							
8							
7							
6							
5							
4							
3							
2							
1							

		MO	DI	MI	DO	FR	SA	SO
Einsatz des Schmerzes	Nachts							
	Morgens							
	Vormittags							
	Mittags							
	Nachmittags							
	Abends							
Ort des Schmerzes	1							
	2							
	3							
	4							
Art des Schmerzes	pulsierend							
	pochend							
	ziehend							
	brennend							
	drückend							
Begleitsymptome	Schwitzen							
	Übelkeit							
	Steifheit							
	Erkältungssymptome							
	Konzentrationsstörung							
	Ruhelosigkeit							

Woche vom _____ bis _____

DATUM			MO	DI	MI	DO	FR	SA	SO
WETTER	Temperatur								
	trocken (T) - feucht (F) - regnerisch (R)								
	sonnig (S) - bewölkt (B)								
Medikamente		Dosis							
	Besserung 1 (keine) - 10 (sehr viel)								
Sonstige Hilfsmittel									
	Besserung 1 (keine) - 10 (sehr viel)								
Vorzeichen	Müdigkeit								
	Stimmungsschwankung								
	Heißhunger								
	Reizbarkeit								
	Gleichgültigkeit								

	MO	DI	MI	DO	FR	SA	SO
Aktivitätslevel 1 (wenig) - 10 (sehr viel)							
Flüssigkeitsaufnahme in Liter							
Schlafen in Stunden							
Anzahl Mahlzeiten							

Notizen

Woche vom _____ **bis** _____

DATUM								
		MO	DI	MI	DO	FR	SA	SO
SCHMERZINTENSITÄT 1 - WENIG 10 - SEHR STARK VERBINDE DIE PUNKTE ZU EINEM GRAPHEN	10							
	9							
	8							
	7							
	6							
	5							
	4							
	3							
	2							
	1							
Einsatz des Schmerzes	Nachts							
	Morgens							
	Vormittags							
	Mittags							
	Nachmittags							
	Abends							
Ort des Schmerzes	1							
	2							
	3							
	4							
Art des Schmerzes	pulsierend							
	pochend							
	ziehend							
	brennend							
	drückend							
Begleitsymptome	Schwitzen							
	Übelkeit							
	Steifheit							
	Erkältungssymptome							
	Konzentrationsstörung							
	Ruhelosigkeit							

Woche vom _____ bis _____

DATUM			MO	DI	MI	DO	FR	SA	SO
WETTER	Temperatur								
	trocken (T) - feucht (F) - regnerisch (R)								
	sonnig (S) - bewölkt (B)								
Medikamente		Dosis							
	Besserung 1 (keine) - 10 (sehr viel)								
Sonstige Hilfsmittel									
	Besserung 1 (keine) - 10 (sehr viel)								
Vorzeichen	Müdigkeit								
	Stimmungsschwankung								
	Heißhunger								
	Reizbarkeit								
	Gleichgültigkeit								

	MO	DI	MI	DO	FR	SA	SO
Aktivitätslevel 1 (wenig) - 10 (sehr viel)							
Flüssigkeitsaufnahme in Liter							
Schlafen in Stunden							
Anzahl Mahlzeiten							

Notizen

Woche vom _____ bis _____

DATUM								
		MO	DI	MI	DO	FR	SA	SO
SCHMERZINTENSITÄT 1 - WENIG 10 - SEHR STARK VERBINDE DIE PUNKTE ZU EINEM GRAPHEN	10	·	·	·	·	·	·	·
	9	·	·	·	·	·	·	·
	8	·	·	·	·	·	·	·
	7	·	·	·	·	·	·	·
	6	·	·	·	·	·	·	·
	5	·	·	·	·	·	·	·
	4	·	·	·	·	·	·	·
	3	·	·	·	·	·	·	·
	2	·	·	·	·	·	·	·
	1	·	·	·	·	·	·	·
Einsatz des Schmerzes	Nachts							
	Morgens							
	Vormittags							
	Mittags							
	Nachmittags							
	Abends							
Ort des Schmerzes	1							
	2							
	3							
	4							
Art des Schmerzes	pulsierend							
	pochend							
	ziehend							
	brennend							
	drückend							
Begleitsymptome	Schwitzen							
	Übelkeit							
	Steifheit							
	Erkältungssymptome							
	Konzentrationsstörung							
	Ruhelosigkeit							

Woche vom   bis

DATUM			MO	DI	MI	DO	FR	SA	SO
WETTER	Temperatur								
	trocken (T) - feucht (F) - regnerisch (R)								
	sonnig (S) - bewölkt (B)								
Medikamente		Dosis							
	Besserung 1 (keine) - 10 (sehr viel)								
Sonstige Hilfsmittel									
	Besserung 1 (keine) - 10 (sehr viel)								
Vorzeichen	Müdigkeit								
	Stimmungsschwankung								
	Heißhunger								
	Reizbarkeit								
	Gleichgültigkeit								

	MO	DI	MI	DO	FR	SA	SO
Aktivitätslevel 1 (wenig) - 10 (sehr viel)							
Flüssigkeitsaufnahme in Liter							
Schlafen in Stunden							
Anzahl Mahlzeiten							

Notizen

Woche vom _____ bis _____

DATUM			MO	DI	MI	DO	FR	SA	SO
SCHMERZINTENSITÄT 1 - WENIG 10 - SEHR STARK VERBINDE DIE PUNKTE ZU EINEM GRAPHEN		10							
		9							
		8							
		7							
		6							
		5							
		4							
		3							
		2							
		1							
Einsatz des Schmerzes	Nachts								
	Morgens								
	Vormittags								
	Mittags								
	Nachmittags								
	Abends								
Ort des Schmerzes	1								
	2								
	3								
	4								
Art des Schmerzes	pulsierend								
	pochend								
	ziehend								
	brennend								
	drückend								
Begleitsymptome	Schwitzen								
	Übelkeit								
	Steifheit								
	Erkältungssymptome								
	Konzentrationsstörung								
	Ruhelosigkeit								

Woche vom _____ bis _____

DATUM			MO	DI	MI	DO	FR	SA	SO
WETTER	Temperatur								
	trocken (T) - feucht (F) - regnerisch (R)								
	sonnig (S) - bewölkt (B)								
Medikamente		Dosis							
	Besserung 1 (keine) - 10 (sehr viel)								
Sonstige Hilfsmittel									
	Besserung 1 (keine) - 10 (sehr viel)								
Vorzeichen	Müdigkeit								
	Stimmungsschwankung								
	Heißhunger								
	Reizbarkeit								
	Gleichgültigkeit								

	MO	DI	MI	DO	FR	SA	SO
Aktivitätslevel 1 (wenig) - 10 (sehr viel)							
Flüssigkeitsaufnahme in Liter							
Schlafen in Stunden							
Anzahl Mahlzeiten							

Notizen

Woche vom _____ bis _____

DATUM								
		MO	DI	MI	DO	FR	SA	SO
SCHMERZINTENSITÄT 1 - WENIG 10 - SEHR STARK VERBINDE DIE PUNKTE ZU EINEM GRAPHEN	10	·	·	·	·	·	·	·
	9	·	·	·	·	·	·	·
	8	·	·	·	·	·	·	·
	7	·	·	·	·	·	·	·
	6	·	·	·	·	·	·	·
	5	·	·	·	·	·	·	·
	4	·	·	·	·	·	·	·
	3	·	·	·	·	·	·	·
	2	·	·	·	·	·	·	·
	1	·	·	·	·	·	·	·
Einsatz des Schmerzes	Nachts							
	Morgens							
	Vormittags							
	Mittags							
	Nachmittags							
	Abends							
Ort des Schmerzes	1							
	2							
	3							
	4							
Art des Schmerzes	pulsierend							
	pochend							
	ziehend							
	brennend							
	drückend							
Begleitsymptome	Schwitzen							
	Übelkeit							
	Steifheit							
	Erkältungssymptome							
	Konzentrationsstörung							
	Ruhelosigkeit							

Woche vom   bis

DATUM			MO	DI	MI	DO	FR	SA	SO
WETTER	Temperatur								
	trocken (T) - feucht (F) - regnerisch (R)								
	sonnig (S) - bewölkt (B)								
Medikamente		Dosis							
	Besserung 1 (keine) - 10 (sehr viel)								
Sonstige Hilfsmittel									
	Besserung 1 (keine) - 10 (sehr viel)								
Vorzeichen	Müdigkeit								
	Stimmungsschwankung								
	Heißhunger								
	Reizbarkeit								
	Gleichgültigkeit								

Aktivitätslevel 1 (wenig) - 10 (sehr viel)							
Flüssigkeitsaufnahme in Liter							
Schlafen in Stunden							
Anzahl Mahlzeiten							

Notizen

Woche vom   bis

DATUM									
			MO	DI	MI	DO	FR	SA	SO
SCHMERZINTENSITÄT 1 - WENIG 10 - SEHR STARK VERBINDE DIE PUNKTE ZU EINEM GRAPHEN		10	·	·	·	·	·	·	·
		9	·	·	·	·	·	·	·
		8	·	·	·	·	·	·	·
		7	·	·	·	·	·	·	·
		6	·	·	·	·	·	·	·
		5	·	·	·	·	·	·	·
		4	·	·	·	·	·	·	·
		3	·	·	·	·	·	·	·
		2	·	·	·	·	·	·	·
		1	·	·	·	·	·	·	·
Einsatz des Schmerzes	Nachts								
	Morgens								
	Vormittags								
	Mittags								
	Nachmittags								
	Abends								
Ort des Schmerzes	1								
	2								
	3								
	4								
Art des Schmerzes	pulsierend								
	pochend								
	ziehend								
	brennend								
	drückend								
Begleitsymptome	Schwitzen								
	Übelkeit								
	Steifheit								
	Erkältungssymptome								
	Konzentrationsstörung								
	Ruhelosigkeit								

Woche vom _____ bis _____

DATUM			MO	DI	MI	DO	FR	SA	SO
WETTER	Temperatur								
	trocken (T) - feucht (F) - regnerisch (R)								
	sonnig (S) - bewölkt (B)								
Medikamente		Dosis							
	Besserung 1 (keine) - 10 (sehr viel)								
Sonstige Hilfsmittel									
	Besserung 1 (keine) - 10 (sehr viel)								
Vorzeichen	Müdigkeit								
	Stimmungsschwankung								
	Heißhunger								
	Reizbarkeit								
	Gleichgültigkeit								

	MO	DI	MI	DO	FR	SA	SO
Aktivitätslevel 1 (wenig) - 10 (sehr viel)							
Flüssigkeitsaufnahme in Liter							
Schlafen in Stunden							
Anzahl Mahlzeiten							

Notizen

Woche vom _____ bis _____

DATUM								
		MO	DI	MI	DO	FR	SA	SO
SCHMERZINTENSITÄT 1 - WENIG 10 - SEHR STARK VERBINDE DIE PUNKTE ZU EINEM GRAPHEN	10	·	·	·	·	·	·	·
	9	·	·	·	·	·	·	·
	8	·	·	·	·	·	·	·
	7	·	·	·	·	·	·	·
	6	·	·	·	·	·	·	·
	5	·	·	·	·	·	·	·
	4	·	·	·	·	·	·	·
	3	·	·	·	·	·	·	·
	2	·	·	·	·	·	·	·
	1	·	·	·	·	·	·	·
Einsatz des Schmerzes	Nachts							
	Morgens							
	Vormittags							
	Mittags							
	Nachmittags							
	Abends							
Ort des Schmerzes	1							
	2							
	3							
	4							
Art des Schmerzes	pulsierend							
	pochend							
	ziehend							
	brennend							
	drückend							
Begleitsymptome	Schwitzen							
	Übelkeit							
	Steifheit							
	Erkältungssymptome							
	Konzentrationsstörung							
	Ruhelosigkeit							

Woche vom   bis

DATUM			MO	DI	MI	DO	FR	SA	SO
WETTER	Temperatur								
	trocken (T) - feucht (F) - regnerisch (R)								
	sonnig (S) - bewölkt (B)								
Medikamente		Dosis							
	Besserung 1 (keine) - 10 (sehr viel)								
Sonstige Hilfsmittel									
	Besserung 1 (keine) - 10 (sehr viel)								
Vorzeichen	Müdigkeit								
	Stimmungsschwankung								
	Heißhunger								
	Reizbarkeit								
	Gleichgültigkeit								

Aktivitätslevel 1 (wenig) - 10 (sehr viel)							
Flüssigkeitsaufnahme in Liter							
Schlafen in Stunden							
Anzahl Mahlzeiten							

Notizen

_____

_____

_____

_____

_____

_____

Woche vom _____ bis _____

DATUM									
			MO	DI	MI	DO	FR	SA	SO
SCHMERZINTENSITÄT 1 - WENIG 10 - SEHR STARK VERBINDE DIE PUNKTE ZU EINEM GRAPHEN		10	·	·	·	·	·	·	·
		9	·	·	·	·	·	·	·
		8	·	·	·	·	·	·	·
		7	·	·	·	·	·	·	·
		6	·	·	·	·	·	·	·
		5	·	·	·	·	·	·	·
		4	·	·	·	·	·	·	·
		3	·	·	·	·	·	·	·
		2	·	·	·	·	·	·	·
		1	·	·	·	·	·	·	·
Einsatz des Schmerzes	Nachts								
	Morgens								
	Vormittags								
	Mittags								
	Nachmittags								
	Abends								
Ort des Schmerzes	1								
	2								
	3								
	4								
Art des Schmerzes	pulsierend								
	pochend								
	ziehend								
	brennend								
	drückend								
Begleitsymptome	Schwitzen								
	Übelkeit								
	Steifheit								
	Erkältungssymptome								
	Konzentrationsstörung								
	Ruhelosigkeit								

Woche vom   bis

DATUM			MO	DI	MI	DO	FR	SA	SO
WETTER	Temperatur								
	trocken (T) - feucht (F) - regnerisch (R)								
	sonnig (S) - bewölkt (B)								
Medikamente		Dosis							
	Besserung 1 (keine) - 10 (sehr viel)								
Sonstige Hilfsmittel									
	Besserung 1 (keine) - 10 (sehr viel)								
Vorzeichen	Müdigkeit								
	Stimmungsschwankung								
	Heißhunger								
	Reizbarkeit								
	Gleichgültigkeit								

	MO	DI	MI	DO	FR	SA	SO
Aktivitätslevel 1 (wenig) - 10 (sehr viel)							
Flüssigkeitsaufnahme in Liter							
Schlafen in Stunden							
Anzahl Mahlzeiten							

Notizen

Woche vom _____ bis _____

DATUM								
		MO	DI	MI	DO	FR	SA	SO

SCHMERZINTENSITÄT
1 - WENIG
10 - SEHR STARK
VERBINDE DIE PUNKTE ZU EINEM GRAPHEN

		MO	DI	MI	DO	FR	SA	SO
	10							
	9							
	8							
	7							
	6							
	5							
	4							
	3							
	2							
	1							

		MO	DI	MI	DO	FR	SA	SO
Einsatz des Schmerzes	Nachts							
	Morgens							
	Vormittags							
	Mittags							
	Nachmittags							
	Abends							
Ort des Schmerzes	1							
	2							
	3							
	4							
Art des Schmerzes	pulsierend							
	pochend							
	ziehend						.	
	brennend							
	drückend							
Begleitsymptome	Schwitzen							
	Übelkeit							
	Steifheit							
	Erkältungssymptome							
	Konzentrationsstörung							
	Ruhelosigkeit							

Woche vom   bis

DATUM								
		MO	DI	MI	DO	FR	SA	SO
WETTER	Temperatur							
	trocken (T) - feucht (F) - regnerisch (R)							
	sonnig (S) - bewölkt (B)							
Medikamente	(Dosis)							
	Besserung 1 (keine) - 10 (sehr viel)							
Sonstige Hilfsmittel								
	Besserung 1 (keine) - 10 (sehr viel)							
Vorzeichen	Müdigkeit							
	Stimmungsschwankung							
	Heißhunger							
	Reizbarkeit							
	Gleichgültigkeit							

Aktivitätslevel 1 (wenig) - 10 (sehr viel)							
Flüssigkeitsaufnahme in Liter							
Schlafen in Stunden							
Anzahl Mahlzeiten							

Notizen

_____

_____

_____

_____

_____

_____

NOTIZEN

NOTIZEN

Impressum
© Thomas Stepan
Libellenweg 10, 04860 Torgau, Germany
thostbooks@gmail.com

www.ingramcontent.com/pod-product-compliance
Lightning Source LLC
Chambersburg PA
CBHW070654220526
45466CB00001B/440